想像してみてほしい。
こんな場面で、あなたならどうするだろう？

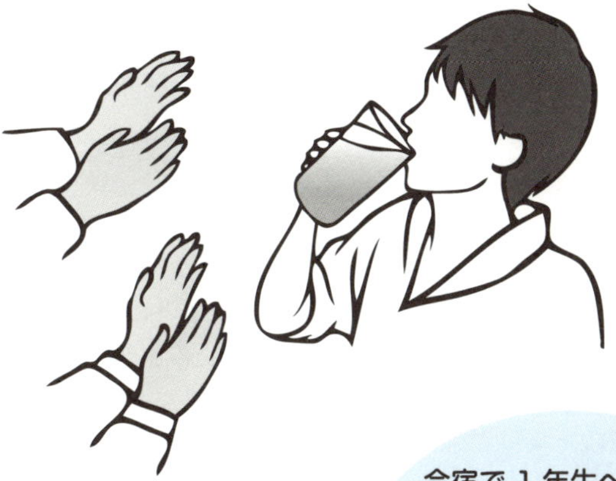

合宿で１年生への
イッキコールが始まった。
あなたは１年生だ。
先輩がお酒をもって
向かってきた。
……さあ、どうする？

あなたは上級生だ。
まわりはムチャクチャ
盛り上がっている。
目の前の１年生が
ターゲットになっている。
かなり苦しそうだ。
……あなたは一緒に
イッキコールをする？
……後輩を救うには
どうすればいい？

JN274446

自分のこととして考えながら、
この冊子を読んでほしい。

イラスト　三善千愛

1 アルハラって何？

「アルハラ」って、聞いたことがある？
いやがる人に無理やりお酒を飲ませること？
そんな単純なものじゃない。
先輩はこう言うだろう。
「別に無理強いはしていない。いやなら断わればいい」
でも、そこには断わりにくい「空気」がある。飲むことが当然という暗黙の「ルール」がある。酔いにまかせた場のノリなど、集団の「圧力」がかかってくる。
あなたの身の回りに、思いあたる場面はないだろうか？

アルハラの定義　5項目

次の５つのうち、ひとつでも当てはまったら、アルコール・ハラスメント（＝アルハラ）、人権侵害にあたる。

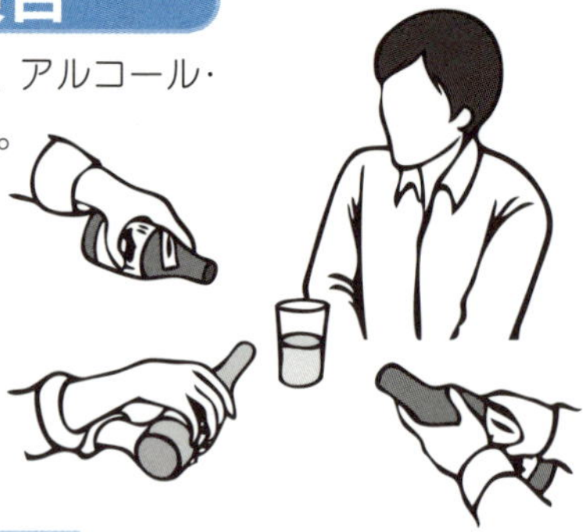

1 飲酒の強要

上下関係・部の伝統・集団によるはやしたて・罰ゲームなどといった形で心理的な圧力をかけ、飲まざるをえない状況に追い込むこと。

2 イッキ飲ませ

場を盛り上げるために、イッキ飲みや早飲み競争などをさせること。「イッキ」という言葉を使っていなくても、一息で飲み干すよう促したり、何杯も立て続けに飲ませるような行動はすべて同じこと。

3 意図的な酔いつぶし

酔いつぶすことを意図して、飲み会を行なうことで、傷害行為にもあたる。ひどいケースでは吐くための袋やバケツ、「つぶれ部屋」を用意していることもある。

4 飲めない人への配慮を欠くこと

本人の体質や意向を無視して飲酒をすすめる、宴会に酒類以外の飲み物を用意しない、飲めないことをからかったり侮辱する、など。

5 酔ったうえでの迷惑行為

酔ってからむこと、悪ふざけ、暴言・暴力、セクハラなど、それをされた当人が不愉快に感じたり、迷惑になるような行為。
「あれは酒の上でのことだから」というのもアルハラだ。

このつらさ、わかってほしい！　アルハラ被害者の声

私は半年間、ゼミでアルハラを受け続けていました。入ったばかりの4月、花見で焼酎のイッキを強要されました。つぶれ、荷台に乗せられて研究室外の談話室に放置されました。幸い生きていましたが、その後もアルハラは続き、さすがに命の危険を感じてゼミをやめました。

うちの寮には、先輩に勧められた酒は断われないという暗黙のルールがあります。飲みたくない者まで酒を飲まされ、男だけではなく、女までつぶされることもあります。お酒の対決をする「同盟」などと呼ばれるものや、コップにビールや日本酒を入れておき、それを20杯ほど一気に飲ませる「ダービー」というものも存在します。すごく危険です。

初めての合宿でひどい目に遭いました。1年は自己紹介でイッキ、先輩に囲まれて焼酎を割らずにイッキ、しかも5杯ずつ。自分は初めのほうで吐いてしまい、ずっとトイレにこもっていなければいけない状態でしたので、このあとはよくわかりませんでした。しかし、友だちに聞いたところ、その後も無理なイッキが続き、1年生の全員が吐いたとのことでした。合宿は強制参加の上、毎日が飲み会だと先輩から聞き、私はもうこんなことはご免だとサークルを離れてしまいました。

部活の強制参加の飲み会が年に何度も行なわれます。そのたびに集中的に狙われて強制的にイッキ飲みをさせられています。

飲み会はアルコールしか用意されておらず、水を頼んだ1年生が幹部に怒られたこともありました。

飲めない人からの声

私はお酒が飲めません。結構いい体格なので嘘だろうって言われるけど、だめな人はだめなんだってこと、わかってほしい。

体育会系の部活に所属しています。今年度卒業予定なのですが、卒業式で日本酒のイッキ飲みを強要されることで悩んでいます。私はアルコールには非常に弱く、缶ビール1杯が限界です。今まで新歓や追いコンなどではビールやチューハイだったのでなんとか耐えてこられたのですが、日本酒となると想像するだけで気持ち悪くなります。

バイト先で、自分が飲めないのを知っている先輩から、「飲んだら慣れるから」と飲酒を強要された。学生だけでなく社会人にもアルハラの害を知ってほしい。

2 アルハラ度チェック

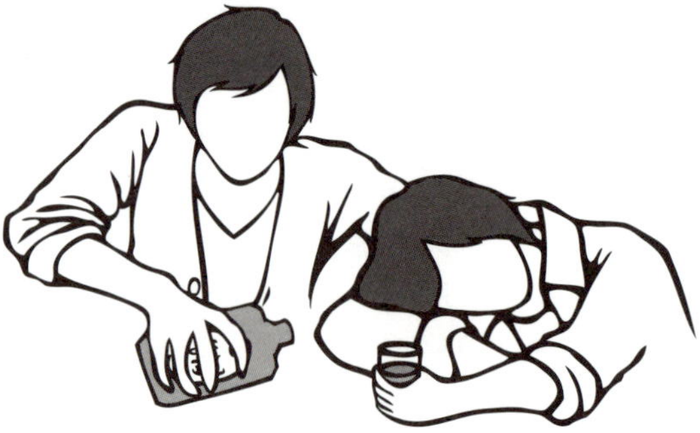

アルハラの被害に遭ってしまうだけでなく、知らないうちに自分自身がアルハラに加担してしまう場合もある。
「みんなやっているから」
「昔から続いていることだから」
そう思っていない？

あなたは大丈夫？

次の項目に「はい」「いいえ」で答えてみよう。

1 練習すればアルコールは強くなれると思う。
□はい　□いいえ

2 飲み会では、吐く人のための袋やバケツ・つぶれ部屋を用意するのが当然。
□はい　□いいえ

3 先輩から注がれたら、断わっちゃいけない。
□はい　□いいえ

4 みんなで酔っぱらってこそ仲間との一体感が生まれる。
□はい　□いいえ

5 飲み会はちょっとぐらい無茶しないと、楽しくならない。
□はい　□いいえ

6 ソフトドリンクやノンアルコールを飲むなんて、ありえない。
□はい　□いいえ

7 酔っているなら、多少の暴力や暴言はしかたない。
□はい　□いいえ

8 女だったら、お酌をするのが当たり前だ。
□はい　□いいえ

9 20歳未満でも、少しぐらいなら飲ませたって平気だ。
□はい　□いいえ

10 場を盛り上げるイッキコールを3つ以上知っている。
□はい　□いいえ

11 体質的に飲めない人なんて、いるわけない。
□はい　□いいえ

12 男だったら飲めないとかっこわるい。
□はい　□いいえ

1つでも「はい」だったら、気づかないうちにアルハラをしている可能性がある。「はい」が多いほど、アルハラ度は高まる！

練習しても、変わらない！ アルコールと体質

アルコール→アセトアルデヒド→酢酸→水と二酸化炭素

アルコールは主に肝臓で代謝されるが、上のようなプロセスをたどって体外へ排出される。

代謝過程でできるアセトアルデヒドは、細胞毒性や発がん性をもつ猛毒物質。そのため、酵素 ALDH 2がすみやかに働いて酢酸へ分解するのだが、黄色人種の中には遺伝的にこの酵素がうまく働かない人がいる。

ALDH 2がまったく働かないタイプ
「ぜんぜん飲めない族」

日本人の約1割。ほんの少し飲んだだけで真っ赤になり、アセトアルデヒドの毒性により、頭痛、吐き気や動悸などに襲われる。練習しても飲めるようにならない。

注意！　すすめられてもキッパリ断わろう。周囲の人も、この体質の人にお酒をすすめてはいけない。

ALDH 2が一部しか働かないタイプ
「ホントは飲めない族」

日本人の3～4割。飲むとアセトアルデヒドにより赤くなり、気分が悪くなったりもしやすい。中には長年飲むうちに量が増えていく人もいるが、体質が変わったのではなく、アセトアルデヒドの害に「慣れてしまった」だけ。細胞や臓器は毒性にさらされ続けていることになる。

注意！　無理して飲んでいると早期に肝臓をいためたり、がんのリスクも高くなる。特に食道がんは、発症率が「赤くならない」タイプの最大12倍。吐きながら飲む訓練をしても体には何もいいことがない！

ALDH 2がフルに働くタイプ
飲みすぎ注意の「危ない族」

日本人の5～6割。悪酔いしにくいため、酔いを自覚しないうちに多量に飲んでしまったり、周囲からも「あいつは強いから大丈夫」と標的にされやすい。実は、急性アルコール中毒や、酔っぱらってのケガ、肝臓病、アルコール依存症など、アルコールの害を受けるリスクがもっとも高いタイプだ。

注意！　自分は強いと過信しないこと。強いからと飲ませないこと。早いペースで飲むと、そのときは大丈夫そうに見えても、あとで急に酔いが進むので危険。また、アルコールには依存性もある。適度な距離でつきあわないと、しっぺ返しをくらう。

※飲酒経験のない人でも体質が判定できる「パッチテスト」がある。大学の保健室で聞いてみよう。

3 死を招くケースに共通すること

部やサークル、寮の飲み会後に亡くなる事件があとを絶たない。ほとんどが大学１、２年生で、多くが20歳未満だ。
中には、入学したばかりで一度も授業を受けていない学生もいた。次年度から部の執行部を引き継ぐことが決まり、責任感と希望に燃えていた学生もいた。
「行ってきます」と元気に家を出たのに、無言の帰宅――。

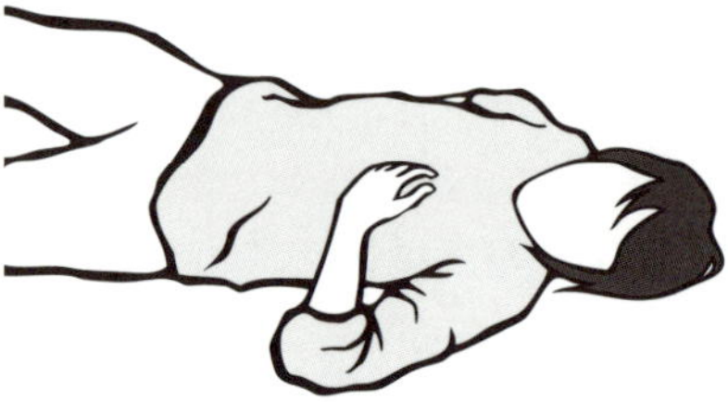

３つの要因

「死を招いた飲み会」には、共通する点が多い。それは次の３つだ。

〈1〉断われない空気がある

「新入生は自己紹介してイッキに飲むこと」といった慣習や、「先輩から注がれた酒は断わってはいけない」などの伝統。
罰ゲームなど飲ませることで場を盛り上げる設定。
……いずれも、集団の圧力により、断われない空気が作られている。
新入生や次の責任者など特定の人にコールが集中したり、先輩と後輩とでは飲まなければいけない量が違うなど、「つぶす側とつぶされる側」がいることも多い。
それぞれの人が自分の飲みたいものを自分のペースで飲んでいるのではなく、飲酒を強いる空気や決まりが存在する――これが、死を招いた飲み会に共通する背景だ。

〈2〉濃い酒を速く飲ませる

おいしく味わいながら飲むのではなく、濃い酒をぐいぐいと速いペースで飲む設定になっている。
死に至ったケースでは、焼酎やウィスキーをストレートで飲ませたり、すきっ腹に日本酒一升を飲ませた、などがあった。
毎年のようにこうした飲み会を行なっていて、「吐かせれば大丈夫」「汚さないよう床にシートを敷く」「バケツを用意する」など、吐くこと、酔いつぶすことを前提に準備していた例も多く見られる。

〈3〉つぶれた人を放置する

よくあるのが、いわゆる「つぶれ部屋」を用意して、そこに酔いつぶれた人を運びこむやり方。
何か異変が起きても、酔いつぶれた人同士では気づくはずもない。
誰かが定期的に見回っていても、

やがて全員が寝てしまう。

　翌朝になって、おかしいと気づいたときにはすでに息がなかったケースもある。

　また、異変に気づいても救急車を呼ぶのをためらって、自分たちの車で病院に運ぼうとしているうちに手遅れになってしまったケースも。

まさか死ぬなんて

　飲ませた人も、その場にいた人も、こんな結果になるなんて思っていない。そんなとき、決まって出てくる言葉がある。

「まさか死ぬとは思わなかった」

「酔って寝ているだけだと思った」

「昔からやっていたことなのに」

「自分も酔っていて、よく覚えていない」

　自分たちも被害者だ……という学生もいる。

「部やサークルや寮の伝統で、昔からこういう飲み会をやってきた。自分たちが飲まされたのと同じように飲ませただけなのに、たまたま死者が出てしまった。それで責任を問われるなんて、割に合わない」

「自分はそんなに飲ませたわけじゃなく、その場にいただけだ」

　一人が飲ませた量は一杯だけだとしても、何人もが飲ませたら？

　皆がはやし立て、飲まなければいけない圧力を強めたとしたら？

　誰も止めずにいたとしたら？

なぜ、と聞きたい！　亡くなった学生の父親の言葉

　2008年、部の合宿で飲まされて亡くなったTWさんは当時2年生だった。ご両親が学生と大学に対して起こした民事訴訟で、裁判所はアルハラを認めて和解を勧告した。

　その訴訟の冒頭陳述で父親はこう語った——

　今回、みなさんに、なぜ？　と聞きたいことがたくさんあります。

　なぜ、なんの疑問もなく13人の後輩を並べ、4リットルの焼酎の原液のイッキ飲みが行なわれたのか。

　なぜ、先輩や部員、そして管理人がいたにもかかわらず、昏睡状態に陥った後も、翌朝まで救命救護措置を取らず、軽自動車のリアシートに運び、窒息死に至らしめたのか。

　その他、たくさんの、なぜ、なぜ、があります。

　子が親より早く逝ってしまうその悲しさ、そして、死に目にも会えないその苦しさ。その後の、大学、学生たちが謝ることもなく、保身のみで、息子の尊厳を無視したようにさえ映る無念さ。

　今回、みなさんには、息子の死に真摯に向き合い、私たちのなぜに答えていただきたいと、心から願います。

4 酔いとは「脳のマヒ」

酒を飲むと酔う。これはアルコールという薬物によって脳の機能がマヒするから。

注意すべきなのは、脳のマヒが、「時間差」でやってくること。

飲酒すると、アルコールは食道から胃へ。ここで一部が吸収され、残りは小腸で吸収されて肝臓へいく。肝臓でアルコールが分解されるには時間がかかる（次ページ参照）ため、順番待ちのアルコールは血液に乗って心臓に行き、そこから心臓のポンプで送りだされ、全身をかけめぐる。そして脳に到達する。

酔いのピークがくるまでには、飲んでから 30 分～ 1 時間かかる。

イッキ飲みなど速いペースで飲むと、そのときは大丈夫そうに見えても、後でイッキに脳のマヒが進む。だから、危険なのだ。

酔いの４段階　脳のマヒは、こんなふうに進行していく。

ほろ酔い＜気持ちがほぐれる＞
血中濃度　0.02 ～ 0.1%

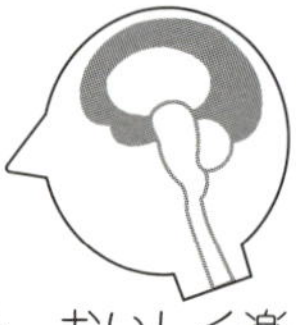

アルコールの作用で大脳新皮質がマヒし、理性の抑制がはずれる。気分がほぐれリラックスする。おいしく楽しく飲めるのは、ここまで。

危険！　自分では酔っていないつもりでも、判断力や反射神経などは鈍っている。運転は厳禁！　水泳やスキーなどの運動もダメ。

酩酊＜足元がふらつく＞
血中濃度　0.1 ～ 0.2%

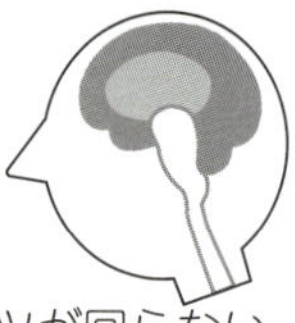

大脳辺縁系にマヒが及んで「酔っぱらい」状態になる。同じ話を繰り返す、隣の人にからむ、ロレツが回らない、足元がふらつくなどの症状が出たら、飲むのはストップ。周りの人もそれ以上飲ませないこと。

危険！　バランス感覚がマヒして、転落や転倒などの事故を起こしやすい。感情の制御ができず、ケンカなどのトラブルも……。一人で帰らせてはダメ。

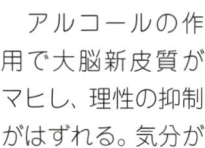

豆知識

アルコールの分解にかかる時間

図で示した量が、アルコールの1単位（純アルコール約20g）。これを分解するのに、男性は飲み終わってから4時間、女性は5時間かかると覚えておいてほしい。これはあくまでめやすで、体格や体質、その日の体調などによっても違ってくる。また睡眠中はアルコールの分解は遅れる。

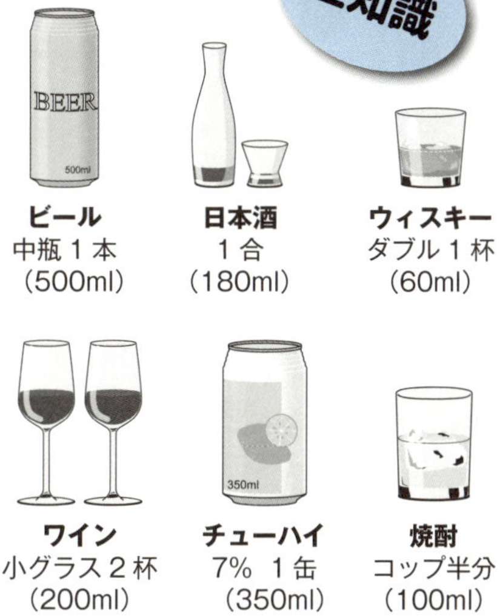
BEER
500ml
ビール
中瓶１本
（500ml）
日本酒
１合
（180ml）
ウィスキー
ダブル１杯
（60ml）
350ml
ワイン
小グラス２杯
（200ml）
チューハイ
7%　１缶
（350ml）
焼酎
コップ半分
（100ml）

飲酒ガイドラインによると

厚生労働省による「健康に配慮した飲酒に関するガイドライン」には、飲酒量は純アルコール量で把握すること、「飲酒量が少ないほどリスクが少なくなる」ことが示されている。とくに注意が必要なのが、女性、20代までの若者と高齢者、お酒に弱い人。女性の乳がんは14g/日でリスクが上昇、60g以上の多量飲酒は若者の脳に影響を与える。

泥酔＜酔いつぶれる＞

血中濃度　0.2～0.3%

ここからは急性アルコール中毒の段階！

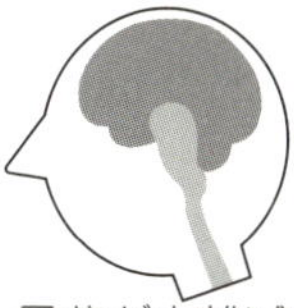

大脳全体にマヒが広がり、脳幹や脊髄にも及び始める。自分で立ちあがれない、言葉が支離滅裂、意識がもうろう、激しく吐くなど、ぐったりと「酔いつぶれた」状態だ。この状態の人は絶対に一人にせず、必ず誰かがつきそうこと（そのときの注意点は次ページ）。

危険！　吐いたものが喉に詰まって窒息することがある。ケガをしても痛みをほとんど感じないため、危ない。電車や車にひかれたり、眠りこんで凍死するリスクも。

昏睡＜何をしても起きない＞

血中濃度　0.3～0.4%

死と紙一重　救急車を！

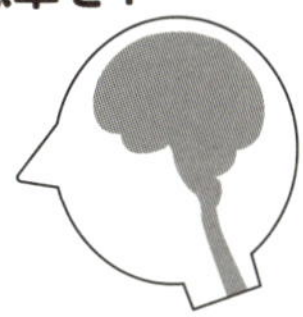

ついにマヒが脳幹・脊髄、さらに呼吸中枢のある延髄にまで至る。ここがやられてしまうと、死が待つのみ。叩いても、つねっても反応がなければ生死に関わる深刻な事態だ。すぐに救急車を呼ぶこと。

危険！　吐いたものが喉に詰まって窒息する。脳に損傷を受ける。呼吸が停止する。

5 急性アルコール中毒と救護の知識

アルコールは脳の中枢神経に作用し、あたかも全身麻酔のような働きをする。ただし、きわめて質の悪い麻酔薬だ。というのも、意識を失ってから死までが、ほんの紙一重の差しかないから……。

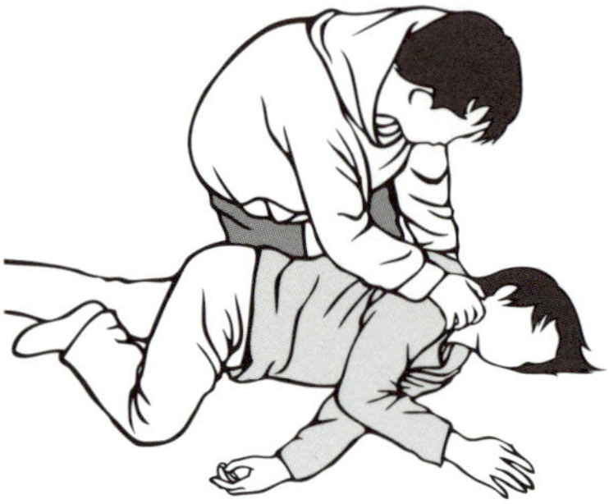

急性アルコール中毒とは

一般に急性アルコール中毒と言われるのは「泥酔」～「昏睡→死」の段階。血中アルコール濃度0.4%以上になると、死の危険が非常に高い。ただし、それ以下でも、低体温や、吐物吸引による窒息で、死亡することがある。

また、次のような症状も広い意味での急性アルコール中毒といえる。

◆めまい・失神（酵素ALDH２が働かないタイプは、血中のアセトアルデヒド濃度が急に上がるため、血圧が上昇し、その後に急降下する）

◆吐き気・頭痛（アセトアルデヒドや、大量のアルコール代謝で生じる乳酸やケトン体による症状）

◆胃腸粘膜の強い障害（高濃度のアルコール摂取による）

「吐かせればいい」は危険！

酔いつぶれた状態で、もっとも注意すべきなのは、吐いたものを喉に詰まらせることだ。

寝ていた人がゲボッと吐きそうになったとき、あわてて抱き起こしてはいけない。吐いたものが逆流して喉に詰まり、窒息する危険がある。

たしかに、吐けば体内のアルコールは減る。意識がしっかりしていて自分で吐いているなら、そのまま吐かせればいい。しかし吐きたくても吐けない場合もある。また、もうろうとしている人に無理に吐かせるのは危険。だから「あとで吐かせるからいくら飲ませても大丈夫」などという考えは大間違いだ。

救護のポイント

酔いつぶれた人は、次の５つを厳守して責任をもって介抱しよう。

❶絶対に一人にしない
❷衣服をゆるめて、楽にする
❸体温低下を防ぐため、毛布などをかけて暖かくする
❹吐物による窒息を防ぐため、横向きに寝かせる（イラストを参照）
❺吐きそうになったら、抱き起こさずに横向きの状態で吐かせる

こんなときは 119 番！

次のような兆候があったら危険。すぐに救急車を呼ぼう。

■**大いびきをかいて、ギュッとつねっても反応がない**
■**ゆすって呼びかけても、まったく反応がない**
■**体温が下がり、全身が冷たくなっている**
■**倒れて、口からあわをふいている**
■**呼吸が異常に速くて浅い、または時々しか息をしていない**

これ以外にも「危ない」と感じることがあれば、ためらわず 119 番。

「しばらくすればよくなるだろう」「事を大きくしたくない」と考えているうち、数分の遅れが取り返しのつかない事態を招くことがある。

受診した方がよい場合

次のような場合は、念のため誰かがつきそって病院へ。

■**酔って倒れたとき頭を打った**
■**吐いたものに血が混ざっている**
■**ひどく具合が悪い人がいるが、仲間がみんな酔っていて介護できそうにない**

だから一人にしないで！「酔い」には危険がいっぱい

たとえ酔いつぶれていなくても、酔っぱらった状態になると、さまざまな死の危険が……。

転倒・転落死
駅の階段から転落したり、ホームからの転落……。路上で転倒した場合も、酔っている状態で頭を打つと、脳浮腫による死のリスクが高いことがわかっている。

交通事故死
飲酒運転に限らず、酔って歩行中に事故に遭うケースも多い。

凍死
酔って屋外で寝こむと危険。冬はもちろんだが、夏でもアルコールの作用で体温調節中枢がマヒし、深部体温が低下するため、凍死は起こり得る。

溺死
アルコールで脳の神経がマヒすると、鼻や耳などに入ってくる水をうまく押し出せなくなる。すると平衡感覚を司る「三半規管」がやられてしまい、上下もわからなくなる。水深 10 センチでも溺れることがある。
心臓への負担も大きいので、酔っての入浴・水泳は厳禁！

6 アルハラから身を守るために

もしも、あなたが「酔いつぶすのが前提」の飲み会に出てしまい、焼酎をイッキ飲みするよう、コールをかけられたら、どうする？

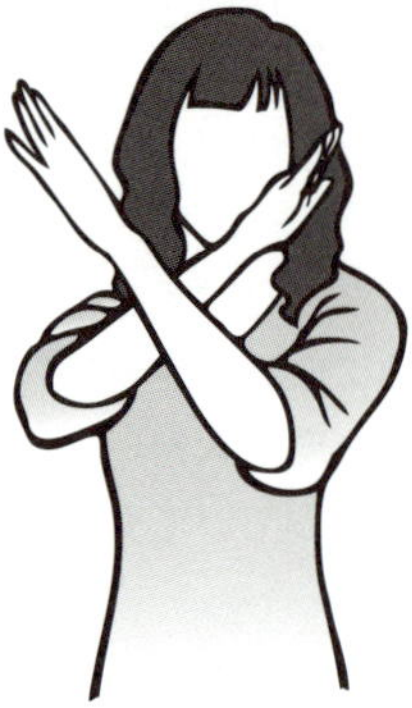

何がどうなっても、命を守ることを第一にしてほしい。どんなにカッコ悪い手段をとっても、たとえ人間関係をこわすことになっても。

繰り返しになるが、アルコールは質の悪い麻酔薬のようなもの。

「麻酔薬をイッキ飲みしろと言われた」と考えてみよう。そんなむちゃくちゃな要求に、従わなければいけない理由があるだろうか。

言うことを聞く必要はない。

危機を脱する方法

状況によって、いろいろな選択肢が考えられる。次の中からその場を切り抜ける方法を選ぼう。

！ 参加しない

可能なら、これが一番だ。

激しい「飲み」をする部やサークル、寮に入らない。勧誘の際などに「酒を飲むのがあまり好きではないのですが」と言って、アルハラ的な空気がないか、反応を確認する。

危険そうな飲み会は、体調不良などを理由にパスする、など。

！ 飲まされない工夫

乾杯だけで、さっといなくなる。

あらかじめマスクをして「風邪をひいて具合が悪いので、今日は飲めません」と言っておく。

「前に飲まされて、救急車で運ばれて大騒ぎになった」と話して、周囲がすすめにくい雰囲気をつくる。

無理やりすすめられたら、服が汚れても口からこぼして飲まないようにする。

早めに気分が悪くなったふりをしてトイレへ駆け込む。

いよいよ危ないと思ったら、その場から逃げる。

！ はっきりノーと言う

「イッキはしません」「今日は疲れているので一杯だけにします」「20歳未満なのでアルコール以外のものをください」「飲めない体質なので、ノンアルコールにします」「明日が早いのでこれで終わりにします」

断わるときは、自信を持って、語尾までキッパリ言うのがコツ。

状況によっては、「先輩、ありがと

うございます！　自分のペースで楽しんでますので、今はこれで十分です！」など、プラスの言葉を添えた上でノーを表明するとよい。

それでも無理強いしてきたら、「それってアルハラですよ」と言ってしまおう。

自分のキャラによっては、ユーモアを使う手もある。「おじいちゃんの遺言で、酒はゆっくり飲めと言われています」などと意表をついた断わり文句を使ったり、代わりに得意芸を披露するなど。

困ったときの相談先

学内の部やサークル、寮、ゼミなどでアルハラを受けて困っている場合、一人で悩まず、信頼できる相手に相談しよう。たとえば……

●ハラスメント委員会の担当相談員

●学生相談室のカウンセラー

●担任（指導教員・チューター）

自分が話しやすそうなところを訪ねてみるのがいい。

大学生が有罪となった事件

2017年12月、近畿大学のサークル飲み会で、煽られてイッキ飲みした2年生が酔いつぶれて呼びかけに応じなくなったが、救急車を呼ぶことなく、他の部員のアパートに運びこんだ。翌朝、部員が異常に気づいて119番したが、すでに心肺停止。吐いたものを喉に詰まらせた窒息死だった。

2019年5月、大阪府警は関係した学生ら12人を保護責任者遺棄致死の疑いで書類送検。11月、9人が過失致死で略式起訴され、全員が有罪となった。酔いつぶし、放置し、死なせてしまうと罪に問われる。

豆知識

アルハラ法律学！

いやがる相手にイッキ飲みをさせたら急性アルコール中毒に……こんな場合、刑事責任を問われる可能性がある。

◆強要罪　「飲まないなら殴るぞ」のように脅して飲ませた場合。

◆傷害罪　最初から酔いつぶすことを目的に飲ませた場合。亡くなれば傷害致死罪となる。

◆過失傷害罪　相手が酒に慣れていないのを知っていて、無茶な飲み方をさせた場合。亡くなれば過失傷害致死罪。

◆保護責任者遺棄罪　酔いつぶれた人に必要な保護をしなかった場合。亡くなれば**保護責任者遺棄致死罪**。

なお、大学生ではないが、過去に飲酒がらみで傷害致死罪や重過失傷害致死罪が適用された例がある。

7 なぜ20歳まで飲んではいけないのか？

法律で禁止されているからダメ？……もちろんだが、それには心身の健康上、もっともな理由がある。

なかなか分解できない

20歳未満は、肝臓でのアルコールの代謝能力が未発達。年齢が低いほど、飲んだアルコールは長く体内にとどまるため、長時間影響を受けることになる。

発達途上の脳への影響

「酔い」とは脳のマヒ。脂肪に溶けるアルコールは、脳を異物の影響から守っている「血液―脳関門」を容易に突破し脳内に侵入する。習慣的に飲酒する人は脳の萎縮が早く進むことがわかっている。今まさにネットワークを構築中の若い脳をアルコール漬けにするリスクは大！

依存症への近道

10代から飲酒していると、短期間でアルコール依存症になりやすい。特に若い女性では、摂食障害と合併して発症するケースが多い。

性機能への影響

若いときからの飲酒は、男性の生殖器の発育を妨げる。なぜかというと、精巣にある酵素ADHは本来、男性ホルモンや精子の産生に関係しているが、飲酒するとこのADHがアルコールを分解し精巣内で猛毒物質のアセトアルデヒドを作ってしまうからだ。成熟途上の生殖器は、これによりダメージを受けてしまう。

また女性の場合、大量の飲酒は女性ホルモンの分泌を低下させ、月経不順、無月経、卵巣の委縮などを招く危険性がある。

発達途上の臓器への影響

肝臓などの障害は、飲んだ量と期間によって起きてくる。飲み始めるのが早ければ早いほど、臓器は早くダメージを受けることになる。

豆知識

アルコールとがん

アルコールには発がん性がある。これ、意外と知られていない事実！

一日3単位以上飲む人では、口腔・咽頭・喉頭・食道・肝臓のがんになるリスクが、月1～3回飲む人のなんと6.1倍にのぼる！

大腸がんのリスクも、飲酒によってぐっと高まる。

なおアルコールにはタバコなどに含まれる発がん物質を細胞に運びこむ作用もあるため、喫煙が重なると危険はさらに増す。

豆知識

女性とアルコール

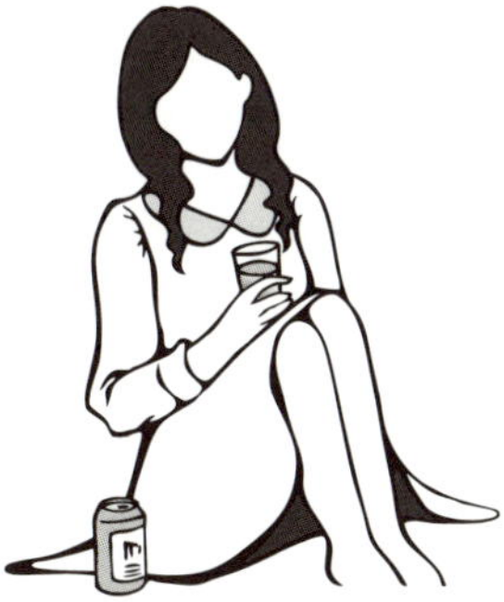

女性は男性よりも酔いやすい。体重が軽く肝臓が小さいことに加え、女性ホルモンがアルコールの代謝を阻害するため、同じ量を飲んでも血中のアルコール濃度が男性より高くなるからだ。そして長時間アルコールが体内にとどまるので、長期的な影響も受けやすい。

◆男性より少ない飲酒量・飲酒期間で、肝硬変などの臓器障害になる

◆男性の場合は飲酒が習慣化してからアルコール依存症になるまでに10～20年以上かかるとされるが、女性の場合は6～9年。

◆少量であっても習慣的に飲酒すると乳がんのリスクが高まる。一日あたりの飲酒量が1/2単位増えるごとに、リスクが10％上昇することがわかっている。

◆酔うと、レイプなど性被害にあいやすい。

◆妊娠中の飲酒は、流産や、胎児の障害をまねく危険性がある。

豆知識

アルコール依存症とは

アルコールには依存性がある。依存症になるまでには、次のような経過をたどる。

◆**習慣飲酒**　歓送迎会など特殊な機会でなくても、週末のたび友人と飲むとか、週に数回飲むなど、飲酒が生活の中に組みこまれる。

↓

◆**耐性の形成**　いわゆる「酒に強くなる」現象だが、これはアルコールという薬物への「耐性」が形成されて、同じ量では今までの効果が得られなくなったということ。

↓

◆**精神依存**　酒がないと物足りない、飲まないと眠れない・リラックスできない、など。

↓

◆**身体依存**　体からアルコールが抜けていくときに、イライラする・汗をかく・微熱が出る、などの離脱症状がみられる。こうなったら依存症の初期。離脱症状で手がふるえたり幻覚が起きたりするのは、さらに進行した状態だ。

依存症は飲酒者なら誰でもなる可能性があり、回復が可能な病気。身近に心配な人がいる場合は、地域の保健所や精神保健福祉センターに相談しよう。

8 アルハラのない飲み会を！

コンパ主催者も、参加者も、次の５ヵ条を心がけて、みんなが楽しめる会にしよう。

飲み会主催者・参加者の責任５ヵ条

1 アルハラをなくす

飲酒にまつわる嫌がらせ・人権侵害をしない。
飲めない人への配慮として、ノンアルコール飲料を必ず用意する。

2 吐く人を出さない

「吐かせれば大丈夫」という考え方は非常に危険。限界以上に飲ませないよう心がけ、吐く人の出ない飲み会にしよう。

こんな人は飲まないで、飲ませないで

まとめ

- ◆20歳未満
- ◆ドライバー
- ◆薬を飲んでいる人
  ※アルコールとの相乗効果で思わぬ副作用が出ることがある
- ◆妊娠・授乳中の女性、妊娠を計画している女性
- ◆体調が悪い人
- ◆スポーツ前や入浴前の人
- ◆アルコール依存症や、肝臓病・すい炎・糖尿病・がん・高血圧などアルコール関連の病気の人

3 酔いつぶれた人が出たら、介抱し保護する

絶対に一人にせず、意識がない場合は救急医療につなげるなど、最後まで責任をもとう。

4 20歳未満に飲酒させない

参加者はもちろんだが、主催者の責任で徹底しよう。

5 車を運転する予定の人に飲酒させない

飲酒運転をした本人だけでなく、同乗者や、車を貸した人も罰せられる。もしも事故を起こせば、被害者はもちろん加害者やその家族も大きな重荷を負う。
翌朝もアルコールが残って飲酒運転になる場合があるので注意を。